AF898924

DIE ULTIMATIVE DIABETES LEBENSMITTELLISTE

Der strukturierte Ratgeber für Diabetes Typ 2 Ernährung – glykämischer Index, Diabetes Ampel, Diabetiker Lebensmittel und Glucose Übersicht

Anna-Katharina Reuter

© Anna-Katharina Reuter

Das Werk ist urheberrechtlich geschützt. Jede Verwendung bedarf der ausschließlichen Zustimmung des Autors. Dies gilt insbesondere für die Vervielfältigung, Verwertung, Übersetzung und die Einspeicherung und Verarbeitung in elektronischen Systemen.

Bibliografische Information der Deutschen Nationalbibliothek.

Die Deutsche Nationalbibliothek verzeichnet diese Publikation in der Deutschen Nationalbibliografie; detaillierte bibliografische Daten sind im Internet über http://dnb.dnb.de abrufbar.

ISBN Softcover: 978-3-69033-077-0
ISBN E-Book: 978-3-69033-078-7

Originale Erstausgabe 2026

© by Elysion Commerce GmbH

Elysion Commerce GmbH
Sodener Weg 16
65760 Eschborn

Lektorat: Daniel Elbert
Satz und Layout: Tomasz Dębowski
Umschlaggestaltung: Aleksandar Petrović

Alle Rechte vorbehalten. Vervielfältigung, auch auszugsweise, nur mit schriftlicher Genehmigung des Verlags.

DIE ULTIMATIVE DIABETES LEBENSMITTELLISTE

Der strukturierte Ratgeber für Diabetes Typ 2
Ernährung – glykämischer Index,
Diabetes Ampel, Diabetiker Lebensmittel
und Glucose Übersicht

AMBROSIA
VERLAG

Inhaltsverzeichnis

Vorwort ... 9

Ziel der Lebensmittelauswahl in diesem Buch ... 10
Acai Beeren ... 11
Algen ... 12
Amaranth ... 13
Anchovis ... 14
Apfel ... 15
Aprikose ... 16
Artischocke ... 17
Aubergine ... 18
Avocado ... 19
Banane ... 20
Bambussprossen ... 21
Barsch ... 22
Basilikum ... 23
Bergkäse ... 24
Birne ... 25
Blaubeeren ... 26
Blumenkohl ... 27
Bohnen grün ... 28
Brokkoli ... 29
Buchweizen ... 30
Bulgur ... 31
Butter ... 32
Brie ... 33
Brauner Reis Vollkorn ... 34
Buttermilch ... 35
Cashewkerne ... 36
Champignons ... 37
Chiasamen ... 38

Cranberries frisch 39
Curcuma 40
Datteln frisch 41
Dill 42
Dinkelvollkornmehl 43
Dorade 44
Dunkle Schokolade 85 Prozent 45
Edamame 46
Ei 47
Eisbergsalat 48
Erdnüsse 49
Essig 50
Fenchel 52
Feta 53
Forelle 54
Frischkäse natur 55
Granatapfel 56
Grapefruit 57
Grünkohl 58
Gurke 60
Haferflocken 61
Haselnüsse 62
Hähnchenbrust 63
Heilbutt 64
Himbeeren 65
Ingwer 66
Joghurt natur 67
Johannisbeeren rot 68
Kabeljau 69
Karotte 70
Käse Hartkäse 71
Kiwi 72
Knoblauch 73
Kokosöl 74

Kräuterquark natur ... 75
Kürbis ... 76
Lachs ... 77
Lauch ... 78
Linsen gekocht ... 79
Macadamianüsse ... 80
Mandeln ... 81
Mango ... 82
Magerquark ... 83
Mozzarella ... 84
Muskatnuss ... 85
Naturjoghurt ... 86
Nektarine ... 87
Nüsse (allgemein) ... 88
Oliven ... 89
Olivenöl ... 90
Orange ... 91
Oregano ... 92
Paprika ... 93
Pfifferlinge ... 94
Pistazien ... 95
Putenbrust ... 96
Quark Magerstufe ... 97
Quark Vollfett ... 98
Quinoa ... 99
Radieschen ... 100
Rapsöl ... 101
Reis Vollkorn gekocht ... 102
Rosmarin ... 103
Rote Bete ... 104
Rucola ... 105
Sardinen ... 106
Sauerkraut ... 107
Sellerie Staudensellerie ... 108

Sesam ... 109
Spinat ... 110
Stevia ... 111
Thunfisch ... 112
Tofu natur ... 113
Tomate ... 114
Walnüsse ... 115
Wassermelone ... 116
Weichkäse natur ... 117
Weizenvollkornnudeln gekocht ... 118
Weizenkleie ... 119
Weißkohl ... 120
Wildlachs ... 121
Zander ... 122
Zimt ... 123
Zucchini ... 124
Zwiebel ... 125

Zu vermeiden oder stark zu minimieren bei Diabetes Typ 2 126
7-Tage-Menüplan kurz ... 127
Schlusswort ... 129

Vorwort

Diabetes Typ 2 ist eine chronische Stoffwechselerkrankung, die stark durch Ernährung und Lebensstil beeinflusst wird. Für viele Betroffene ist nicht die Diagnose selbst das größte Problem, sondern die Unsicherheit im Alltag. Besonders die Frage, welche Lebensmittel geeignet sind und welche besser gemieden werden sollten, sorgt häufig für Verwirrung.

Dieses Buch wurde geschrieben, um Klarheit zu schaffen. Es richtet sich an Erwachsene ohne medizinisches Vorwissen und verfolgt einen sachlichen, verständlichen Ansatz. Ziel ist es, fundiertes Wissen bereitzustellen, ohne zu überfordern. Dabei stehen nicht Verbote im Vordergrund, sondern Orientierung und praktikable Entscheidungen.

Im Mittelpunkt dieses Buches stehen ausgewählte, wissenschaftlich empfohlene Lebensmittel, die sich bei Diabetes Typ 2 bewährt haben. Sie werden alphabetisch geordnet vorgestellt und jeweils einer klaren Kategorie zugeordnet. Bestens geeignet oder gut in Maßen. Jedes Lebensmittel wird detailliert beschrieben, mit konkreten Mengenangaben und alltagstauglichen Empfehlungen.

Dieses Buch ersetzt keine ärztliche oder ernährungsmedizinische Beratung. Es soll jedoch helfen, Zusammenhänge zu verstehen, den eigenen Speiseplan sicherer zu gestalten und langfristig stabile Blutzuckerwerte zu unterstützen.

Ziel der Lebensmittelauswahl in diesem Buch

Die in diesem Buch vorgestellten Lebensmittel wurden gezielt ausgewählt. Sie unterstützen stabile Blutzuckerwerte, lassen sich gut kombinieren und sind alltagstauglich. Die Einteilung in Bestens geeignet und gut in Maßen soll helfen, schnelle Entscheidungen zu treffen, ohne komplizierte Berechnungen anstellen zu müssen.

Vor dem Menüplan wird zusätzlich eine Übersicht der wichtigsten Lebensmittel aufgeführt, die bei Diabetes Typ 2 besser vermieden oder stark minimiert werden sollten.

Acai Beeren

Kategorie: Gut in Maßen

Nährwertangaben pro 100 g:	
Kohlenhydrate	8,0 g
davon Zucker	1,5 g
Ballaststoffe	5,3 g
Protein	2,1 g
Fett	6,0 g
Energie	70 kcal
Glykämischer Index	ca. 25
Glykämische Last	ca. 2

Wichtige Nährwertinformationen:	
Anthocyane	hoch
Omega 9 Fettsäuren	
Kalzium	ca. 35 mg
Magnesium	ca. 17 mg

Besondere Vorteile:
Antioxidativ
Moderate Blutzuckerwirkung
Gute Ergänzung in kleinen Mengen

Empfohlene Portionsgrößen:
30 bis 50 g

Empfohlene Zubereitungsarten:
Ungesüßt als Püree
In Joghurt oder Quark
Kombiniert mit Nüssen oder Samen

Algen

Kategorie: Bestens geeignet

Nährwertangaben pro 100 g frisch:	
Kohlenhydrate	5 bis 10 g
davon Zucker	0 bis 1 g
Ballaststoffe	hoch
Protein	5 bis 10 g
Fett	1 bis 2 g
Energie	40 bis 70 kcal
Glykämischer Index	sehr niedrig
Glykämische	Last niedrig

Wichtige Nährwertinformationen:	
Jod	hoch je nach Sorte
Mineralstoffe	vielfältig

Besondere Vorteile:
Sehr niedrige Blutzuckerwirkung
Mineralstoffreich
Gute Ergänzung zu Fisch und Gemüse

Empfohlene Portionsgrößen:
2 bis 5 g getrocknet
30 bis 60 g frisch

Empfohlene Zubereitungsarten:
In Suppen
In Salaten
Als Nori Wickel

Amaranth

Kategorie: Gut in Maßen

Nährwertangaben pro 100 g gekocht:	
Kohlenhydrate	19 g
davon Zucker	0,5 g
Ballaststoffe	2,0 g
Protein	3,8 g
Fett	1,6 g
Energie	105 kcal
Glykämischer Index	ca. 50
Glykämische Last	ca. 9

Wichtige Nährwertinformationen:
Magnesium
Eisen
Glutenfrei

Besondere Vorteile:
Besser als Weißmehlprodukte
Sättigend durch Protein und Ballaststoffe

Empfohlene Portionsgrößen:
120 bis 180 g gekocht

Empfohlene Zubereitungsarten:
Gekocht als Beilage
In Bowls mit Gemüse und Eiweiß

Anchovis

Kategorie: Bestens geeignet

Nährwertangaben pro 100 g:	
Kohlenhydrate	0 g
davon Zucker	0 g
Ballaststoffe	0 g
Protein	29 g
Fett	10 g
Energie	200 kcal
Glykämischer Index	0
Glykämische Last	0

Wichtige Nährwertinformationen:
Omega 3 Fettsäuren
Hoher Salzgehalt

Besondere Vorteile:
Kein Blutzuckereinfluss
Sehr proteinreich

Empfohlene Portionsgrößen:
10 bis 20 g

Empfohlene Zubereitungsarten:
Als Würze
In Salaten oder Saucen

Apfel

Kategorie: Gut in Maßen

Nährwertangaben pro 100 g:	
Kohlenhydrate	13,8 g
davon Zucker	10,4 g
Ballaststoffe	2,4 g
Protein	0,3 g
Fett	0,2 g
Energie	52 kcal
Glykämischer Index	ca. 38
Glykämische Last	ca. 6

Wichtige Nährwertinformationen:	
Polyphenole in der Schale	
Vitamin C	ca. 4,6 mg

Besondere Vorteile:
Ballaststoffe verlangsamen Zuckeraufnahme
Besser als Saft

Empfohlene Portionsgrößen:
100 bis 120 g

Empfohlene Zubereitungsarten:
Roh mit Schale
Mit Nüssen oder Quark
Gedünstet ohne Zucker

Aprikose

Kategorie: Gut in Maßen

Nährwertangaben pro 100 g:	
Kohlenhydrate	11,0 g
davon Zucker	9,2 g
Ballaststoffe	2,0 g
Protein	1,4 g
Fett	0,4 g
Energie	48 kcal
Glykämischer Index	ca. 34
Glykämische Last	ca. 5

Wichtige Nährwertinformationen:	
Beta Carotin	
Kalium	ca. 259 mg

Besondere Vorteile:
Moderater Blutzuckeranstieg
Frisch besser als getrocknet

Empfohlene Portionsgrößen:
80 bis 100 g

Empfohlene Zubereitungsarten:
Frisch roh
In Joghurt oder Quark

Artischocke

Kategorie: Bestens geeignet

Nährwertangaben pro 100 g:	
Kohlenhydrate	10,5 g
davon Zucker	1,0 g
Ballaststoffe	5,4 g
Protein	3,3 g
Fett	0,2 g
Energie	47 kcal
Glykämischer Index	ca. 20
Glykämische Last	ca. 2

Wichtige Nährwertinformationen:	
Kalium	ca. 370 mg
Magnesium	ca. 60 mg
Bitterstoffe Cynarin	

Besondere Vorteile:
Sehr ballaststoffreich
Fördert Sättigung
Sehr geringer Blutzuckereffekt

Empfohlene Portionsgrößen:
150 bis 200 g

Empfohlene Zubereitungsarten:
Gekocht
Gedünstet
Im Ofen gebacken

Aubergine

Kategorie: Bestens geeignet

Nährwertangaben pro 100 g:	
Kohlenhydrate	3,5 g
davon Zucker	2,4 g
Ballaststoffe	2,5 g
Protein	1,0 g
Fett	0,2 g
Energie	25 kcal
Glykämischer Index	ca. 15
Glykämische Last	ca. 1

Wichtige Nährwertinformationen:	
Kalium	ca. 230 mg
Magnesium	ca. 14 mg
Anthocyane in der Schale	

Besondere Vorteile:
Sehr geringer Blutzuckeranstieg
Kalorienarm
Gut sättigend

Empfohlene Portionsgrößen:
150 bis 250 g

Empfohlene Zubereitungsarten:
Garen
Dünsten
Backen
Grillen

Avocado

Kategorie: Bestens geeignet

Nährwertangaben pro 100 g:	
Kohlenhydrate	8,5 g
davon Zucker	0,7 g
Ballaststoffe	6,7 g
Protein	2,0 g
Fett	14,7 g
Energie	160 kcal
Glykämischer Index	ca. 10
Glykämische Last	ca. 1

Wichtige Nährwertinformationen:	
Kalium	ca. 485 mg
Magnesium	ca. 29 mg
Vitamin E	ca. 2,1 mg

Besondere Vorteile:
Sehr niedrige glykämische Last
Lange Sättigung
Günstig für Blutfettwerte

Empfohlene Portionsgrößen:
50 bis 100 g

Empfohlene Zubereitungsarten:
Roh
In Salaten
Als Aufstrich

Banane

Kategorie: Gut in Maßen

Nährwertangaben pro 100 g:	
Kohlenhydrate	22,8 g
davon Zucker	12,2 g
Ballaststoffe	2,6 g
Protein	1,1 g
Fett	0,3 g
Energie	89 kcal
Glykämischer Index	ca. 50 bis 55
Glykämische Last	ca. 12

Wichtige Nährwertinformationen:	
Kalium	ca. 358 mg
Vitamin B6	ca. 0,4 mg

Besondere Vorteile:
In kleinen Mengen gut nutzbar
Grünere Banane meist blutzuckerfreundlicher als sehr reife

Empfohlene Portionsgrößen:
50 bis 100 g

Empfohlene Zubereitungsarten:
Roh in kleinen Mengen
Mit Quark Joghurt oder Nüssen kombinieren

Bambussprossen

Kategorie: Bestens geeignet

Nährwertangaben pro 100 g:	
Kohlenhydrate	5,2 g
davon Zucker	1,1 g
Ballaststoffe	2,2 g
Protein	2,6 g
Fett	0,3 g
Energie	27 kcal
Glykämischer Index	sehr niedrig
Glykämische Last	niedrig

Wichtige Nährwertinformationen:	
Kalium	ca. 533 mg
Sehr wasserreich	

Besondere Vorteile:
Sehr geringer Blutzuckereffekt
Sättigend bei wenig Kalorien

Empfohlene Portionsgrößen:
100 bis 200 g

Empfohlene Zubereitungsarten:
Gedünstet
In Wokgerichten
In Suppen

Barsch

Kategorie: Bestens geeignet

Nährwertangaben pro 100 g:	
Kohlenhydrate	0 g
davon Zucker	0 g
Ballaststoffe	0 g
Protein	19 g
Fett	1,5 g
Energie	90 kcal
Glykämischer Index	0
Glykämische Last	0

Wichtige Nährwertinformationen:	
Jod	je nach Herkunft
Selen	je nach Sorte

Besondere Vorteile:
Kein Blutzuckereffekt
Proteinreich unterstützt Sättigung

Empfohlene Portionsgrößen:
120 bis 180 g

Empfohlene Zubereitungsarten:
Gedünstet
Gebacken
Gegrillt

Basilikum

Kategorie: Bestens geeignet

Nährwertangaben pro 100 g:	
Kohlenhydrate	2,7 g
davon Zucker	0,3 g
Ballaststoffe	1,6 g
Protein	3,2 g
Fett	0,6 g
Energie	23 kcal
Glykämischer Index	sehr niedrig
Glykämische Last	vernachlässigbar

Wichtige Nährwertinformationen:
Vitamin K
Ätherische Öle

Besondere Vorteile:
Kein Blutzuckereinfluss
Aromatisiert ohne Zucker

Empfohlene Portionsgrößen:
5 bis 10 g

Empfohlene Zubereitungsarten:
Frisch
Getrocknet
In Salaten Saucen Pesto ohne Zucker

Bergkäse

Kategorie: Gut in Maßen

Nährwertangaben pro 100 g:	
Kohlenhydrate	0 bis 1 g
davon Zucker	0 g
Ballaststoffe	0 g
Protein	25 g
Fett	30 g
Energie	380 kcal
Glykämischer Index	0
Glykämische Last	0

Wichtige Nährwertinformationen:	
Kalzium	ca. 700 mg
Salzgehalt	teils hoch

Besondere Vorteile:
Kein Blutzuckereffekt
Sehr sättigend durch Protein und Fett

Empfohlene Portionsgrößen:
20 bis 30 g

Empfohlene Zubereitungsarten:
Als Topping
In kleinen Mengen in warmen Gerichten
Nicht als Hauptproteinquelle

Birne

Kategorie: Gut in Maßen

Nährwertangaben pro 100 g:	
Kohlenhydrate	15,2 g
davon Zucker	9,8 g
Ballaststoffe	3,1 g
Protein	0,4 g
Fett	0,1 g
Energie	57 kcal
Glykämischer Index	ca. 38
Glykämische Last	ca. 6

Wichtige Nährwertinformationen:	
Kalium	ca. 116 mg
Ballaststoffe besonders in der Schale	

Besondere Vorteile:
Gute Sättigung für Obst
Langsamer als Saft oder Smoothie

Empfohlene Portionsgrößen:
100 bis 120 g

Empfohlene Zubereitungsarten:
Roh mit Schale
Mit Joghurt Quark oder Nüssen kombinieren

Blaubeeren

Kategorie: Gut in Maßen

Nährwertangaben pro 100 g:	
Kohlenhydrate	14,5 g
davon Zucker	9,9 g
Ballaststoffe	2,4 g
Protein	0,7 g
Fett	0,3 g
Energie	57 kcal
Glykämischer Index	ca. 53
Glykämische Last	ca. 6

Wichtige Nährwertinformationen:	
Anthocyane	hoch
Vitamin C	ca. 10 mg

Besondere Vorteile:
Antioxidativ
Praktisch gut portionierbar

Empfohlene Portionsgrößen:
80 bis 100 g

Empfohlene Zubereitungsarten:
Frisch
Mit Quark Joghurt und Nüssen

Blumenkohl

Kategorie: Bestens geeignet

Nährwertangaben pro 100 g:	
Kohlenhydrate	5,0 g
davon Zucker	1,9 g
Ballaststoffe	2,0 g
Protein	1,9 g
Fett	0,3 g
Energie	25 kcal
Glykämischer Index	ca. 15
Glykämische Last	ca. 1

Wichtige Nährwertinformationen:	
Vitamin C	ca. 48 mg
Folat	ca. 57 µg

Besondere Vorteile:
Sehr blutzuckerfreundlich
Gute Sättigung bei wenig Kalorien
Geeignet als Reis oder Püree Ersatz

Empfohlene Portionsgrößen:
200 bis 300 g

Empfohlene Zubereitungsarten:
Gekocht
Gedünstet
Ofengeröstet

Bohnen grün

Kategorie: Bestens geeignet

Nährwertangaben pro 100 g:	
Kohlenhydrate	7,0 g
davon Zucker	3,3 g
Ballaststoffe	3,4 g
Protein	1,8 g
Fett	0,2 g
Energie	31 kcal
Glykämischer Index	ca. 15
Glykämische Last	ca. 1 bis 2

Wichtige Nährwertinformationen:
Folat
Kalium

Besondere Vorteile:
Ballaststoffreich
Sehr geringer Blutzuckereffekt

Empfohlene Portionsgrößen:
150 bis 250 g

Empfohlene Zubereitungsarten:
Gedünstet
Gekocht
Als Salat mit Öl und Essig

Brokkoli

Kategorie: Bestens geeignet

Nährwertangaben pro 100 g:	
Kohlenhydrate	6,6 g
davon Zucker	1,7 g
Ballaststoffe	2,6 g
Protein	2,8 g
Fett	0,4 g
Energie	34 kcal
Glykämischer Index	ca. 15
Glykämische Last	ca. 1

Wichtige Nährwertinformationen:	
Vitamin C	ca. 89 mg
Vitamin K	hoch

Besondere Vorteile:
Sehr blutzuckerfreundlich
Gute Sättigung
Mikronährstoffreich

Empfohlene Portionsgrößen:
200 bis 300 g

Empfohlene Zubereitungsarten:
Dämpfen
Garen
Ofengeröstet

Buchweizen

Kategorie: Gut in Maßen

Nährwertangaben pro 100 g gekocht:	
Kohlenhydrate	20 g
davon Zucker	0,9 g
Ballaststoffe	2,7 g
Protein	3,4 g
Fett	1,0 g
Energie	92 kcal
Glykämischer Index	ca. 50
Glykämische Last	ca. 10

Wichtige Nährwertinformationen:
Magnesium
Rutin sekundärer Pflanzenstoff
Glutenfrei

Besondere Vorteile:
Besser als Weißmehlbeilagen
Gut kombinierbar mit Gemüse und Eiweiß

Empfohlene Portionsgrößen:
120 bis 180 g gekocht

Empfohlene Zubereitungsarten:
Gekocht als Beilage
Als Porridge ohne Zucker
In Salaten

Bulgur

Kategorie: Gut in Maßen

Nährwertangaben pro 100 g gekocht:	
Kohlenhydrate	18,6 g
davon Zucker	0,1 g
Ballaststoffe	4,5 g
Protein	3,1 g
Fett	0,2 g
Energie	83 kcal
Glykämischer Index	ca. 45 bis 50
Glykämische Last	ca. 9

Wichtige Nährwertinformationen:

Mehr Ballaststoffe als weißer Reis

B Vitamine

Besondere Vorteile:

Sättigend

Meist blutzuckerfreundlicher als viele Teigwaren

Empfohlene Portionsgrößen:

120 bis 180 g gekocht

Empfohlene Zubereitungsarten:

Als Salat

Als Beilage mit Gemüse und Eiweiß

Butter

Kategorie: Gut in Maßen

Nährwertangaben pro 100 g:	
Kohlenhydrate	0,1 g
davon Zucker	0,1 g
Ballaststoffe	0 g
Protein	0,9 g
Fett	81 g
Energie	717 kcal
Glykämischer Index	0
Glykämische Last	0

Wichtige Nährwertinformationen:	
Gesättigte Fette	hoch
Fettlösliche Vitamine	in kleinen Mengen

Besondere Vorteile:
Kein Blutzuckereffekt
In kleinen Mengen als Geschmacksträger möglich

Empfohlene Portionsgrößen:
5 bis 10 g

Empfohlene Zubereitungsarten:
Als kleine Menge auf Gemüse
Zum Abschmecken
Nicht als Hauptfettquelle

Brie

Kategorie: Gut in Maßen

Nährwertangaben pro 100 g:	
Kohlenhydrate	0,5 g
davon Zucker	0,5 g
Ballaststoffe	0 g
Protein	21 g
Fett	28 g
Energie	334 kcal
Glykämischer Index	0
Glykämische Last	0

Wichtige Nährwertinformationen:	
Kalzium	ca. 184 mg
Salzgehalt	moderat

Besondere Vorteile:

- Kein Blutzuckereffekt
- Sehr sättigend durch Fett und Protein

Empfohlene Portionsgrößen:

- 20 bis 30 g

Empfohlene Zubereitungsarten:

- Pur in kleinen Mengen
- Zu Salat oder Gemüse

Brauner Reis Vollkorn

Kategorie: Gut in Maßen

Nährwertangaben pro 100 g gekocht:	
Kohlenhydrate	23 g
davon Zucker	0,4 g
Ballaststoffe	1,8 bis 2,0 g
Protein	2,6 g
Fett	0,9 g
Energie	110 bis 115 kcal
Glykämischer Index	ca. 50
Glykämische Last	ca. 12

Wichtige Nährwertinformationen:
Mehr Ballaststoffe als weißer Reis
Magnesium
B Vitamine

Besondere Vorteile:
Langsamere Blutzuckerwirkung als weißer Reis
Bessere Sättigung
Stabiler bei Kombination mit Eiweiß und Fett

Empfohlene Portionsgrößen:
120 bis 150 g gekocht
Nicht täglich

Empfohlene Zubereitungsarten:
Gekocht und gut abgekühlt
Mit Gemüse und Protein kombinieren
Nicht pürieren

Buttermilch

Kategorie: Gut in Maßen

Nährwertangaben pro 100 g:	
Kohlenhydrate	4,0 g
davon Zucker	4,0 g
Ballaststoffe	0 g
Protein	3,4 g
Fett	0,6 g
Energie	35 kcal
Glykämischer Index	ca. 30
Glykämische Last	ca. 1

Wichtige Nährwertinformationen:	
Kalzium	ca. 120 mg
Milchsäurebakterien	

Besondere Vorteile:
Gut bekömmlich
Geringe Blutzuckerwirkung in kleinen Mengen

Empfohlene Portionsgrößen:
150 bis 200 ml

Empfohlene Zubereitungsarten:
Pur
Als Basis für kalte Suppen

Cashewkerne

Kategorie: Gut in Maßen

Nährwertangaben pro 100 g:	
Kohlenhydrate	30 g
davon Zucker	5,9 g
Ballaststoffe	3,3 g
Protein	18 g
Fett	44 g
Energie	553 kcal
Glykämischer Index	ca. 25
Glykämische Last	ca. 7 bei kleiner Portion

Wichtige Nährwertinformationen:	
Magnesium	ca. 292 mg
Zink	

Besondere Vorteile:
Geringerer GI als viele andere Nüsse
Sättigend

Empfohlene Portionsgrößen:
20 bis 30 g

Empfohlene Zubereitungsarten:
Pur
Gehackt über Salate oder Gemüse

Champignons

Kategorie: Bestens geeignet

Nährwertangaben pro 100 g:	
Kohlenhydrate	3,3 g
davon Zucker	2,0 g
Ballaststoffe	1,0 g
Protein	3,1 g
Fett	0,3 g
Energie	22 kcal
Glykämischer Index	ca. 10
Glykämische Last	ca. 1

Wichtige Nährwertinformationen:	
Vitamin D	gering
Selen	

Besondere Vorteile:
Sehr geringer Blutzuckereffekt
Kalorienarm und sättigend

Empfohlene Portionsgrößen:
150 bis 250 g

Empfohlene Zubereitungsarten:
Gebraten mit wenig Fett
Gedünstet
Roh in Salaten

Chiasamen

Kategorie: Bestens geeignet

Nährwertangaben pro 100 g:	
Kohlenhydrate	42 g
davon Zucker	0 g
Ballaststoffe	34 g
Protein	17 g
Fett	31 g
Energie	486 kcal
Glykämischer Index	sehr niedrig
Glykämische Last	sehr niedrig

Wichtige Nährwertinformationen:	
Omega 3 Fettsäuren	
Kalzium	ca. 631 mg

Besondere Vorteile:
Stabilisieren den Blutzucker
Sehr lange Sättigung

Empfohlene Portionsgrößen:
10 bis 20 g

Empfohlene Zubereitungsarten:
In Joghurt oder Quark
Als Pudding ohne Zucker

Cranberries frisch

Kategorie: Gut in Maßen

Nährwertangaben pro 100 g:	
Kohlenhydrate	12,2 g
davon Zucker	4,0 g
Ballaststoffe	4,6 g
Protein	0,4 g
Fett	0,1 g
Energie	46 kcal
Glykämischer Index	ca. 45
Glykämische Last	ca. 5

Wichtige Nährwertinformationen:
Polyphenole
Vitamin C

Besondere Vorteile:
Antioxidativ
Frisch besser als getrocknet oder gesüßt

Empfohlene Portionsgrößen:
50 bis 80 g

Empfohlene Zubereitungsarten:
Frisch
In Joghurt oder Quark
Nicht gezuckert

Curcuma

Kategorie: Bestens geeignet

Nährwertangaben pro 100 g:	
Kohlenhydrate	65 g
davon Zucker	3 g
Ballaststoffe	22 g
Protein	8 g
Fett	10 g
Energie	350 kcal
Glykämischer Index sehr niedrig in Gewürzmengen	
Glykämische Last vernachlässigbar	

Wichtige Nährwertinformationen:
Curcumin
Antioxidativ

Besondere Vorteile:
Kein relevanter Blutzuckereffekt
Entzündungshemmend

Empfohlene Portionsgrößen:
0,5 bis 2 g

Empfohlene Zubereitungsarten:
Als Gewürz
Mit Fett und Pfeffer kombiniert

Datteln frisch

Kategorie: Gut in Maßen

Nährwertangaben pro 100 g:	
Kohlenhydrate	33 g
davon Zucker	29 g
Ballaststoffe	4,0 g
Protein	1,8 g
Fett	0,2 g
Energie	140 kcal
Glykämischer Index	ca. 42 bis 50
Glykämische Last	ca. 14

Wichtige Nährwertinformationen:	
Kalium	ca. 656 mg
Magnesium	ca. 43 mg

Besondere Vorteile:
Hoher Ballaststoffanteil
Frisch günstiger als getrocknet

Empfohlene Portionsgrößen:
20 bis 30 g
Nicht täglich

Empfohlene Zubereitungsarten:
Frisch in kleinen Mengen
Mit Nüssen oder Quark kombinieren

Dill

Kategorie: Bestens geeignet

Nährwertangaben pro 100 g:	
Kohlenhydrate	7,0 g
davon Zucker	0,4 g
Ballaststoffe	2,1 g
Protein	3,5 g
Fett	1,1 g
Energie	43 kcal
Glykämischer Index	sehr niedrig
Glykämische Last	vernachlässigbar

Wichtige Nährwertinformationen:
Ätherische Öle
Vitamin A und C

Besondere Vorteile:
Kein Blutzuckereinfluss
Fördert Verdauung

Empfohlene Portionsgrößen:
2 bis 5 g

Empfohlene Zubereitungsarten:
Frisch
Getrocknet
Als Gewürz

Dinkelvollkornmehl

Kategorie: Gut in Maßen

Nährwertangaben pro 100 g:	
Kohlenhydrate	61 g
davon Zucker	1,5 g
Ballaststoffe	8,5 g
Protein	14 g
Fett	2,5 g
Energie	ca. 340 kcal
Glykämischer Index	ca. 45 bis 55
Glykämische Last	hoch bei großer Portion

Wichtige Nährwertinformationen:
Mehr Ballaststoffe und Protein als Weizenmehl Typ 405
Magnesium
B Vitamine

Besondere Vorteile:
Bessere Blutzuckerwirkung als Weißmehl
Sättigender durch höheren Ballaststoffgehalt
Geeignet für gelegentliches Backen

Empfohlene Portionsgrößen:
30 bis 50 g Mehl pro Portion
Nicht täglich

Empfohlene Zubereitungsarten:
Als Brot oder Gebäck mit hohem Saatenanteil
Langsame Teigführung
Kombiniert mit Eiweiß und Fett

Dorade

Kategorie: Bestens geeignet

Nährwertangaben pro 100 g:	
Kohlenhydrate	0 g
davon Zucker	0 g
Ballaststoffe	0 g
Protein	20 g
Fett	3 g
Energie	100 kcal
Glykämischer Index	0
Glykämische Last	0

Wichtige Nährwertinformationen:
Jod
Selen

Besondere Vorteile:
Kein Blutzuckereffekt
Hochwertiges Protein

Empfohlene Portionsgrößen:
150 bis 200 g

Empfohlene Zubereitungsarten:
Gedünstet
Gegrillt
Im Ofen

Dunkle Schokolade 85 Prozent

Kategorie: Gut in Maßen

Nährwertangaben pro 100 g:	
Kohlenhydrate	14 g
davon Zucker	7 g
Ballaststoffe	10 g
Protein	12 g
Fett	46 g
Energie	600 kcal
Glykämischer Index	ca. 20
Glykämische Last	ca. 2 bis 3 bei kleiner Portion

Wichtige Nährwertinformationen:	
Polyphenole	hoch
Magnesium	ca. 230 mg

Besondere Vorteile:
Geringere Zuckerlast
Kann Heißhunger reduzieren

Empfohlene Portionsgrößen:
10 bis 20 g

Empfohlene Zubereitungsarten:
Pur
Geraspelt über Joghurt oder Quark

Edamame

Kategorie: Bestens geeignet

Nährwertangaben pro 100 g:	
Kohlenhydrate	11 g
davon Zucker	2,2 g
Ballaststoffe	5,2 g
Protein	11 g
Fett	5,0 g
Energie	121 kcal
Glykämischer Index	ca. 18
Glykämische Last	ca. 2

Wichtige Nährwertinformationen:	
Isoflavone	
Magnesium	ca. 65 mg
Eisen	ca. 2,3 mg
Sehr proteinreich	
Stabilisiert Blutzucker	
Lange Sättigung	

Empfohlene Portionsgrößen:
100 bis 150 g

Empfohlene Zubereitungsarten:
Gekocht
Gedämpft
Leicht gesalzen als Snack

Ei

Kategorie: Bestens geeignet

Nährwertangaben pro 100 g:	
Kohlenhydrate	1,1 g
davon Zucker	1,1 g
Ballaststoffe	0 g
Protein	13 g
Fett	11 g
Energie	155 kcal
Glykämischer Index	0
Glykämische Last	0

Wichtige Nährwertinformationen:	
Vitamin B12	
Cholin	
Vitamin D	gering

Besondere Vorteile:
Kein Blutzuckereffekt
Sehr gute Proteinqualität
Unterstützt Sättigung

Empfohlene Portionsgrößen:
1 bis 2 Eier

Empfohlene Zubereitungsarten:
Gekocht
Gebraten mit wenig Fett
Als Omelett mit Gemüse

Eisbergsalat

Kategorie: Bestens geeignet

Nährwertangaben pro 100 g:	
Kohlenhydrate	3,0 g
davon Zucker	2,0 g
Ballaststoffe	1,2 g
Protein	0,9 g
Fett	0,1 g
Energie	14 kcal
Glykämischer Index	sehr niedrig
Glykämische Last	vernachlässigbar

Wichtige Nährwertinformationen:	
Wasserreich	
Kalium	ca. 140 mg

Besondere Vorteile:
Sehr kalorienarm
Kein relevanter Blutzuckereffekt

Empfohlene Portionsgrößen:
100 bis 200 g

Empfohlene Zubereitungsarten:
Roh als Salat
Als Basis für Bowls

Erdnüsse

Kategorie: Gut in Maßen

Nährwertangaben pro 100 g:	
Kohlenhydrate	16 g
davon Zucker	4,7 g
Ballaststoffe	8,5 g
Protein	26 g
Fett	49 g
Energie	567 kcal
Glykämischer Index	ca. 14
Glykämische Last	ca. 2 bei kleiner Portion

Wichtige Nährwertinformationen:	
Niacin	
Magnesium	ca. 168 mg

Besondere Vorteile:
Geringer GI
Sehr sättigend
Gut kombinierbar mit Gemüse

Empfohlene Portionsgrößen:
20 bis 30 g

Empfohlene Zubereitungsarten:
Ungesalzen pur
Gehackt als Topping
Erdnussmus ohne Zuckerzusatz

Essig

Kategorie: Bestens geeignet

Nährwertangaben pro 100 g:	
Kohlenhydrate	0,1 bis 0,9 g
davon Zucker	0 bis 0,4 g
Ballaststoffe	0 g
Protein	0 g
Fett	0 g
Energie	15 bis 20 kcal
Glykämischer Index	0
Glykämische Last	0

Wichtige Nährwertinformationen:
Essigsäure
Spurenelemente je nach Sorte

Besondere Vorteile:
Kein Blutzuckereffekt
Kann den Blutzuckeranstieg nach kohlenhydratreichen Mahlzeiten reduzieren
Unterstützt die Insulinsensitivität
Fördert Sättigungsgefühl

Empfohlene Portionsgrößen:
5 bis 15 g pro Mahlzeit

Empfohlene Zubereitungsarten:
Als Salatdressing
In Marinaden ohne Zucker
Verdünnt in Wasser vor oder zu Mahlzeiten

Geeignete Sorten:

Apfelessig
Weinessig
Balsamico ohne Zuckerzusatz
Reisessig ungesüßt

Fenchel

Kategorie: Bestens geeignet

Nährwertangaben pro 100 g:	
Kohlenhydrate	7,3 g
davon Zucker	3,9 g
Ballaststoffe	3,1 g
Protein	1,2 g
Fett	0,2 g
Energie	31 kcal
Glykämischer Index	ca. 15
Glykämische Last	ca. 2

Wichtige Nährwertinformationen:	
Kalium	ca. 414 mg
Ätherische Öle Anethol	

Besondere Vorteile:
Sehr blutzuckerfreundlich
Fördert Verdauung
Gut sättigend

Empfohlene Portionsgrößen:
150 bis 250 g

Empfohlene Zubereitungsarten:
Roh
Gedünstet
Im Ofen

Feta

Kategorie: Gut in Maßen

Nährwertangaben pro 100 g:	
Kohlenhydrate	1,6 g
davon Zucker	1,6 g
Ballaststoffe	0 g
Protein	14 g
Fett	21 g
Energie	264 kcal
Glykämischer Index	0
Glykämische Last	0

Wichtige Nährwertinformationen:	
Kalzium	ca. 493 mg
Salzgehalt	hoch

Besondere Vorteile:
Kein Blutzuckereffekt
Sättigend durch Fett und Protein

Empfohlene Portionsgrößen:
20 bis 30 g

Empfohlene Zubereitungsarten:
Als Topping
In Salaten
In kleinen Mengen warm

Forelle

Kategorie: Bestens geeignet

Nährwertangaben pro 100 g:	
Kohlenhydrate	0 g
davon Zucker	0 g
Ballaststoffe	0 g
Protein	20 g
Fett	6 g
Energie	140 kcal
Glykämischer Index	0
Glykämische Last	0

Wichtige Nährwertinformationen:
Omega 3 Fettsäuren
Vitamin D
Jod

Besondere Vorteile:
Kein Blutzuckereffekt
Entzündungshemmend
Hochwertiges Protein

Empfohlene Portionsgrößen:
150 bis 200 g

Empfohlene Zubereitungsarten:
Gedünstet
Gegrillt
Im Ofen

Frischkäse natur

Kategorie: Gut in Maßen

Nährwertangaben pro 100 g:	
Kohlenhydrate	3,0 g
davon Zucker	3,0 g
Ballaststoffe	0 g
Protein	7 g
Fett	24 g
Energie	250 kcal
Glykämischer Index	ca. 30
Glykämische Last	ca. 1

Wichtige Nährwertinformationen:	
Kalzium	ca. 90 mg

Besondere Vorteile:

- Geringer Zuckeranteil
- Gut sättigend

Empfohlene Portionsgrößen:

20 bis 30 g

Empfohlene Zubereitungsarten:

- Als Brotaufstrich
- Zum Verfeinern von Gemüse

Granatapfel

Kategorie: Gut in Maßen

Nährwertangaben pro 100 g:	
Kohlenhydrate	18,7 g
davon Zucker	13,7 g
Ballaststoffe	4,0 g
Protein	1,7 g
Fett	1,2 g
Energie	83 kcal
Glykämischer Index	ca. 35
Glykämische Last	ca. 7

Wichtige Nährwertinformationen:	
Polyphenole	
Vitamin C	ca. 10 mg

Besondere Vorteile:
Antioxidativ
In kleinen Mengen gut verträglich

Empfohlene Portionsgrößen:
50 bis 80 g

Empfohlene Zubereitungsarten:
Frisch als Topping
In Salaten oder Joghurt

Grapefruit

Kategorie: Gut in Maßen

Nährwertangaben pro 100 g:	
Kohlenhydrate	8,1 g
davon Zucker	6,9 g
Ballaststoffe	1,6 g
Protein	0,8 g
Fett	0,1 g
Energie	42 kcal
Glykämischer Index	ca. 25
Glykämische Last	ca. 3

Wichtige Nährwertinformationen:	
Vitamin C	ca. 31 mg
Flavonoide	
Naringin	

Besondere Vorteile:
Relativ niedrige glykämische Last
Kann Insulinsensitivität unterstützen
Erfrischend und gut portionierbar

Empfohlene Portionsgrößen:
100 bis 150 g
Nicht täglich

Empfohlene Zubereitungsarten:
Frisch als ganze Frucht
Nicht als Saft
Mit Eiweiß oder Fett kombinieren

Grünkohl

Kategorie: Bestens geeignet

Nährwertangaben pro 100 g roh:	
Kohlenhydrate	4,4 g
davon Zucker	0,8 g
Ballaststoffe	4,1 g
Protein	4,3 g
Fett	0,9 g
Energie	49 kcal
Glykämischer Index	ca. 15
Glykämische Last	ca. 1

Wichtige Nährwertinformationen:	
Vitamin K	sehr hoch
Vitamin C	ca. 120 mg
Calcium	
Magnesium	

Besondere Vorteile:
Sehr blutzuckerfreundlich
Extrem nährstoffdicht
Unterstützt Entzündungshemmung und Sättigung

Empfohlene Portionsgrößen:
150 bis 250 g

Empfohlene Zubereitungsarten:

Gedünstet

Kurz angebraten

Als Ofengemüse

Roh fein massiert im Salat

Gurke

Kategorie: Bestens geeignet

Nährwertangaben pro 100 g:	
Kohlenhydrate	3,6 g
davon Zucker	1,7 g
Ballaststoffe	0,5 g
Protein	0,7 g
Fett	0,1 g
Energie	15 kcal
Glykämischer Index	ca. 15
Glykämische Last	ca. 1

Wichtige Nährwertinformationen:	
Wassergehalt	über 95 Prozent
Kalium	ca. 147 mg

Besondere Vorteile:
Kein relevanter Blutzuckereffekt
Sehr kalorienarm
Gut als Volumenbeilage

Empfohlene Portionsgrößen:
150 bis 300 g

Empfohlene Zubereitungsarten:
Roh
Als Salat
Mit Joghurt oder Essig

Haferflocken

Kategorie: Gut in Maßen

Nährwertangaben pro 100 g trocken:	
Kohlenhydrate	59 g
davon Zucker	1,0 g
Ballaststoffe	10 g
Protein	13 g
Fett	7 g
Energie	370 kcal
Glykämischer Index	ca. 50
Glykämische Last	ca. 13

Wichtige Nährwertinformationen:	
Beta Glucane	
Magnesium	ca. 135 mg

Besondere Vorteile:
Ballaststoffe verlangsamen Zuckeraufnahme
Sättigend bei richtiger Portion

Empfohlene Portionsgrößen:
30 bis 50 g trocken

Empfohlene Zubereitungsarten:
Als Porridge ohne Zucker
Mit Nüssen und Eiweiß kombiniert

Haselnüsse

Kategorie: Bestens geeignet

Nährwertangaben pro 100 g:	
Kohlenhydrate	17 g
davon Zucker	4,3 g
Ballaststoffe	9,7 g
Protein	15 g
Fett	61 g
Energie	628 kcal
Glykämischer Index	ca. 15
Glykämische Last	ca. 2 bei kleiner Portion

Wichtige Nährwertinformationen:	
Vitamin E	
Magnesium	ca. 163 mg

Besondere Vorteile:
Sehr niedrige Blutzuckerwirkung
Lange Sättigung

Empfohlene Portionsgrößen:
20 bis 30 g

Empfohlene Zubereitungsarten:
Pur
Gehackt als Topping
Als Nussmus ohne Zucker

Hähnchenbrust

Kategorie: Bestens geeignet

Nährwertangaben pro 100 g:	
Kohlenhydrate	0 g
davon Zucker	0 g
Ballaststoffe	0 g
Protein	22 g
Fett	1,5 g
Energie	110 kcal
Glykämischer Index	0
Glykämische Last	0

Wichtige Nährwertinformationen:
Vitamin B6
Niacin
Sehr fettarm

Besondere Vorteile:
Kein Blutzuckereffekt
Sehr hochwertiges, mageres Protein
Unterstützt Muskelmasse und Sättigung

Empfohlene Portionsgrößen:
120 bis 180 g

Empfohlene Zubereitungsarten:
Gedünstet
Gegrillt
Gebraten mit wenig Fett
Ohne Panade

Heilbutt

Kategorie: Bestens geeignet

Nährwertangaben pro 100 g:	
Kohlenhydrate	0 g
davon Zucker	0 g
Ballaststoffe	0 g
Protein	19 g
Fett	2 g
Energie	90 kcal
Glykämischer Index	0
Glykämische Last	0

Wichtige Nährwertinformationen:
Jod
Selen

Besondere Vorteile:
Kein Blutzuckereffekt
Hochwertiges Protein

Empfohlene Portionsgrößen:
150 bis 200 g

Empfohlene Zubereitungsarten:
Gedünstet
Gegrillt
Im Ofen

Himbeeren

Kategorie: Bestens geeignet

Nährwertangaben pro 100 g:	
Kohlenhydrate	12 g
davon Zucker	4,4 g
Ballaststoffe	6,5 g
Protein	1,2 g
Fett	0,7 g
Energie	52 kcal
Glykämischer Index	ca. 25
Glykämische Last	ca. 3

Wichtige Nährwertinformationen:	
Vitamin C	ca. 26 mg
Polyphenole	

Besondere Vorteile:
Sehr ballaststoffreich
Geringe Blutzuckerwirkung
Gut portionierbar

Empfohlene Portionsgrößen:
80 bis 120 g

Empfohlene Zubereitungsarten:
Frisch
In Joghurt oder Quark
Mit Nüssen kombiniert

Ingwer

Kategorie: Bestens geeignet

Nährwertangaben pro 100 g:	
Kohlenhydrate	18 g
davon Zucker	1,7 g
Ballaststoffe	2,0 g
Protein	1,8 g
Fett	0,8 g
Energie	80 kcal
Glykämischer Index	sehr niedrig in Gewürzmengen
Glykämische Last	vernachlässigbar

Wichtige Nährwertinformationen:

Gingerole

Antioxidativ

Besondere Vorteile:

Kein relevanter Blutzuckereffekt

Kann Verdauung und Sättigung unterstützen

Empfohlene Portionsgrößen:

2 bis 5 g frisch

Bis 1 g getrocknet

Empfohlene Zubereitungsarten:

Frisch gerieben

Als Tee

Als Gewürz

Joghurt natur

Kategorie: Gut in Maßen

Nährwertangaben pro 100 g:	
Kohlenhydrate	4,0 g
davon Zucker	4,0 g
Ballaststoffe	0 g
Protein	3,5 g
Fett	3,5 g
Energie	60 kcal
Glykämischer Index	ca. 35
Glykämische Last	ca. 1

Wichtige Nährwertinformationen:	
Kalzium	ca. 120 mg
Milchsäurebakterien	

Besondere Vorteile:
Geringe Blutzuckerwirkung
Gut kombinierbar mit Nüssen oder Beeren

Empfohlene Portionsgrößen:
150 bis 200 g

Empfohlene Zubereitungsarten:
Pur
Mit Beeren und Samen
Als Basis für Dressings

Johannisbeeren rot

Kategorie: Bestens geeignet

Nährwertangaben pro 100 g:	
Kohlenhydrate	7,4 g
davon Zucker	7,4 g
Ballaststoffe	4,3 g
Protein	1,4 g
Fett	0,2 g
Energie	43 kcal
Glykämischer Index	ca. 30
Glykämische Last	ca. 2

Wichtige Nährwertinformationen:	
Vitamin C	ca. 41 mg
Polyphenole	

Besondere Vorteile:
Sehr ballaststoffreich
Geringe Blutzuckerwirkung

Empfohlene Portionsgrößen:
80 bis 120 g

Empfohlene Zubereitungsarten:
Frisch
In Joghurt oder Quark

Kabeljau

Kategorie: Bestens geeignet

Nährwertangaben pro 100 g:	
Kohlenhydrate	0 g
davon Zucker	0 g
Ballaststoffe	0 g
Protein	18 g
Fett	0,7 g
Energie	82 kcal
Glykämischer Index	0
Glykämische Last	0

Wichtige Nährwertinformationen:
Jod
Vitamin B12

Besondere Vorteile:
Kein Blutzuckereffekt
Sehr mageres Protein

Empfohlene Portionsgrößen:
150 bis 200 g

Empfohlene Zubereitungsarten:
Gedünstet
Gebacken
Im Ofen

Karotte

Kategorie: Gut in Maßen

Nährwertangaben pro 100 g:	
Kohlenhydrate	9,6 g
davon Zucker	4,7 g
Ballaststoffe	2,8 g
Protein	0,9 g
Fett	0,2 g
Energie	41 kcal
Glykämischer Index	ca. 35 roh
Glykämische Last	ca. 3

Wichtige Nährwertinformationen:	
Beta Carotin	
Kalium	ca. 320 mg

Besondere Vorteile:
Gut sättigend
Roh blutzuckerfreundlicher als gekocht

Empfohlene Portionsgrößen:
100 bis 150 g

Empfohlene Zubereitungsarten:
Roh
Gedünstet
Als Ofengemüse

Käse Hartkäse

Kategorie: Gut in Maßen

Nährwertangaben pro 100 g:	
Kohlenhydrate	0 bis 1 g
davon Zucker	0 g
Ballaststoffe	0 g
Protein	25 g
Fett	30 g
Energie	380 kcal
Glykämischer Index	0
Glykämische Last	0

Wichtige Nährwertinformationen:	
Kalzium	hoch
Salzgehalt	je nach Sorte

Besondere Vorteile:
Kein Blutzuckereffekt
Sehr sättigend

Empfohlene Portionsgrößen:
20 bis 30 g

Empfohlene Zubereitungsarten:
Als Topping
In kleinen Mengen warm

Kiwi

Kategorie: Gut in Maßen

Nährwertangaben pro 100 g:	
Kohlenhydrate	14,7 g
davon Zucker	9,0 g
Ballaststoffe	3,0 g
Protein	1,1 g
Fett	0,5 g
Energie	61 kcal
Glykämischer Index	ca. 50
Glykämische Last	ca. 7

Wichtige Nährwertinformationen:	
Vitamin C	ca. 93 mg
Kalium	ca. 312 mg

Besondere Vorteile:
Hoher Vitamin C Gehalt
Ballaststoffe unterstützen Sättigung

Empfohlene Portionsgrößen:
80 bis 100 g

Empfohlene Zubereitungsarten:
Frisch
In Joghurt oder Quark

Knoblauch

Kategorie: Bestens geeignet

Nährwertangaben pro 100 g:	
Kohlenhydrate	33 g
davon Zucker	1,0 g
Ballaststoffe	2,1 g
Protein	6,4 g
Fett	0,5 g
Energie	149 kcal
Glykämischer Index sehr niedrig in Gewürzmengen	
Glykämische Last vernachlässigbar	

Wichtige Nährwertinformationen:
Allicin
Schwefelverbindungen

Besondere Vorteile:
Kein relevanter Blutzuckereffekt
Unterstützt Herz Kreislauf Gesundheit

Empfohlene Portionsgrößen:
1 bis 2 Zehen

Empfohlene Zubereitungsarten:
Frisch gehackt
Gedünstet
Als Gewürz

Kokosöl

Kategorie: Gut in Maßen

Nährwertangaben pro 100 g:	
Kohlenhydrate	0 g
davon Zucker	0 g
Ballaststoffe	0 g
Protein	0 g
Fett	100 g
Energie	892 kcal
Glykämischer Index	0
Glykämische Last	0

Wichtige Nährwertinformationen:	
Mittelkettige Fettsäuren	
Gesättigte Fette	hoch

Besondere Vorteile:
Kein Blutzuckereffekt
Hitzestabil zum Braten

Empfohlene Portionsgrößen:
5 bis 10 g

Empfohlene Zubereitungsarten:
Zum kurzen Anbraten
Nicht als Hauptfettquelle

Kräuterquark natur

Kategorie: Gut in Maßen

Nährwertangaben pro 100 g:	
Kohlenhydrate	3,2 g
davon Zucker	3,2 g
Ballaststoffe	0 g
Protein	10 g
Fett	8 g
Energie	120 kcal
Glykämischer Index	ca. 30
Glykämische Last	ca. 1

Wichtige Nährwertinformationen:

- Kalzium
- Milchsäurekulturen

Besondere Vorteile:

- Sättigend durch Protein
- Geringe Blutzuckerwirkung

Empfohlene Portionsgrößen:

- 100 bis 150 g

Empfohlene Zubereitungsarten:

- Als Dip
- Zu Ofengemüse
- Als Brotaufstrich

Kürbis

Kategorie: Gut in Maßen

Nährwertangaben pro 100 g:	
Kohlenhydrate	6,5 g
davon Zucker	2,8 g
Ballaststoffe	1,1 g
Protein	1,0 g
Fett	0,1 g
Energie	26 kcal
Glykämischer Index	ca. 65
Glykämische Last	ca. 4

Wichtige Nährwertinformationen:	
Beta Carotin	
Kalium	ca. 340 mg

Besondere Vorteile:
Kalorienarm
In moderaten Mengen gut verträglich

Empfohlene Portionsgrößen:
100 bis 150 g

Empfohlene Zubereitungsarten:
Ofengeröstet
Gedünstet
Als Suppe ohne Zuckerzusatz

Lachs

Kategorie: Bestens geeignet

Nährwertangaben pro 100 g:	
Kohlenhydrate	0 g
davon Zucker	0 g
Ballaststoffe	0 g
Protein	20 g
Fett	13 g
Energie	208 kcal
Glykämischer Index	0
Glykämische Last	0

Wichtige Nährwertinformationen:
Omega 3 Fettsäuren
Vitamin D
Jod

Besondere Vorteile:
Kein Blutzuckereffekt
Entzündungshemmend
Hochwertiges Protein

Empfohlene Portionsgrößen:
120 bis 180 g

Empfohlene Zubereitungsarten:
Gedünstet
Gegrillt
Im Ofen

Lauch

Kategorie: Gut in Maßen

Nährwertangaben pro 100 g:	
Kohlenhydrate	14 g
davon Zucker	3,9 g
Ballaststoffe	1,8 g
Protein	1,5 g
Fett	0,3 g
Energie	61 kcal
Glykämischer Index	ca. 40
Glykämische Last	ca. 6

Wichtige Nährwertinformationen:
Inulin
Folat

Besondere Vorteile:
Aromatisch
Besser verträglich als Zwiebeln bei kleinen Mengen

Empfohlene Portionsgrößen:
80 bis 120 g

Empfohlene Zubereitungsarten:
Gedünstet
Gekocht
In Suppen

Linsen gekocht

Kategorie: Bestens geeignet

Nährwertangaben pro 100 g:	
Kohlenhydrate	20 g
davon Zucker	1,8 g
Ballaststoffe	7,9 g
Protein	9,0 g
Fett	0,4 g
Energie	116 kcal
Glykämischer Index	ca. 30
Glykämische Last	ca. 6

Wichtige Nährwertinformationen:
Eisen
Folat
Pflanzliches Protein

Besondere Vorteile:
Sehr gute Blutzuckerwirkung
Lange Sättigung
Stabilisieren Mahlzeiten

Empfohlene Portionsgrößen:
120 bis 180 g gekocht

Empfohlene Zubereitungsarten:
Als Eintopf
In Salaten
Als Beilage

Macadamianüsse

Kategorie: Bestens geeignet

Nährwertangaben pro 100 g:	
Kohlenhydrate	14 g
davon Zucker	4,6 g
Ballaststoffe	8,6 g
Protein	8 g
Fett	76 g
Energie	718 kcal
Glykämischer Index	ca. 10
Glykämische Last	ca. 1 bei kleiner Portion

Wichtige Nährwertinformationen:	
Einfach ungesättigte Fettsäuren	
Magnesium	ca. 130 mg

Besondere Vorteile:
Sehr geringe Blutzuckerwirkung
Lange Sättigung

Empfohlene Portionsgrößen:
20 bis 30 g

Empfohlene Zubereitungsarten:
Pur
Gehackt als Topping

Mandeln

Kategorie: Bestens geeignet

Nährwertangaben pro 100 g:	
Kohlenhydrate	22 g
davon Zucker	4,4 g
Ballaststoffe	12 g
Protein	21 g
Fett	49 g
Energie	579 kcal
Glykämischer Index	ca. 15
Glykämische Last	ca. 2 bei kleiner Portion

Wichtige Nährwertinformationen:	
Vitamin E	ca. 26 mg
Magnesium	ca. 270 mg

Besondere Vorteile:
Sehr blutzuckerfreundlich
Gute Fett und Proteinquelle

Empfohlene Portionsgrößen:
20 bis 30 g

Empfohlene Zubereitungsarten:
Pur
Als Mus ohne Zucker
Gehackt über Salate

Mango

Kategorie: Gut in Maßen

Nährwertangaben pro 100 g:	
Kohlenhydrate	15 g
davon Zucker	13,7 g
Ballaststoffe	1,6 g
Protein	0,8 g
Fett	0,4 g
Energie	60 kcal
Glykämischer Index	ca. 50
Glykämische Last	ca. 8

Wichtige Nährwertinformationen:	
Vitamin A	
Vitamin C	ca. 36 mg

Besondere Vorteile:
In kleinen Mengen genussvoll
Besser als Dessert Bestandteil

Empfohlene Portionsgrößen:
50 bis 80 g

Empfohlene Zubereitungsarten:
Frisch
In kleinen Würfeln
Mit Joghurt oder Quark kombiniert

Magerquark

Kategorie: Bestens geeignet

Nährwertangaben pro 100 g:	
Kohlenhydrate	4,0 g
davon Zucker	4,0 g
Ballaststoffe	0 g
Protein	12 g
Fett	0,3 g
Energie	67 kcal
Glykämischer Index	ca. 30
Glykämische Last	ca. 1

Wichtige Nährwertinformationen:	
Kalzium	ca. 90 mg
Sehr hoher Proteinanteil	

Besondere Vorteile:
Sehr sättigend
Geringe Blutzuckerwirkung

Empfohlene Portionsgrößen:
150 bis 250 g

Empfohlene Zubereitungsarten:
Pur
Mit Beeren und Nüssen
Als Basis für Dips

Mozzarella

Kategorie: Gut in Maßen

Nährwertangaben pro 100 g:	
Kohlenhydrate	1,0 g
davon Zucker	1,0 g
Ballaststoffe	0 g
Protein	18 g
Fett	20 g
Energie	280 kcal
Glykämischer Index	0
Glykämische Last	0

Wichtige Nährwertinformationen:	
Kalzium	ca. 505 mg
Salzgehalt	moderat

Besondere Vorteile:
Kein Blutzuckereffekt
Gut sättigend

Empfohlene Portionsgrößen:
30 bis 40 g

Empfohlene Zubereitungsarten:
Pur
Zu Salaten
In kleinen Mengen warm

Muskatnuss

Kategorie: Bestens geeignet

Nährwertangaben pro 100 g:	
Kohlenhydrate	50 g
davon Zucker	28 g
Ballaststoffe	20 g
Protein	6 g
Fett	36 g
Energie	525 kcal
Glykämischer Index	sehr niedrig in Gewürzmengen
Glykämische Last	vernachlässigbar

Wichtige Nährwertinformationen:
Ätherische Öle
Myristicin

Besondere Vorteile:
Kein relevanter Blutzuckereffekt in kleinen Mengen
Aromatisiert ohne Zucker

Empfohlene Portionsgrößen:
0,1 bis 0,3 g

Empfohlene Zubereitungsarten:
Frisch gerieben
Als Gewürz

Naturjoghurt

Kategorie: Gut in Maßen

Nährwertangaben pro 100 g:	
Kohlenhydrate	4,0 g
davon Zucker	4,0 g
Ballaststoffe	0 g
Protein	3,5 g
Fett	3,5 g
Energie	60 kcal
Glykämischer Index	ca. 35
Glykämische Last	ca. 1

Wichtige Nährwertinformationen:	
Kalzium	ca. 120 mg
Milchsäurekulturen	

Besondere Vorteile:
Geringe Blutzuckerwirkung
Gut kombinierbar mit Nüssen oder Beeren

Empfohlene Portionsgrößen:
150 bis 200 g

Empfohlene Zubereitungsarten:
Pur
Mit Beeren
Als Basis für Dressings

Nektarine

Kategorie: Gut in Maßen

Nährwertangaben pro 100 g:	
Kohlenhydrate	10,6 g
davon Zucker	8,3 g
Ballaststoffe	1,7 g
Protein	0,9 g
Fett	0,3 g
Energie	44 kcal
Glykämischer Index	ca. 40
Glykämische Last	ca. 4

Wichtige Nährwertinformationen:	
Vitamin C	ca. 5 mg
Beta Carotin	
Kalium	ca. 201 mg

Besondere Vorteile:
Moderater Blutzuckeranstieg
Besser verträglich als sehr süße Früchte
Gut portionierbar

Empfohlene Portionsgrößen:
100 bis 120 g
Eine kleine Nektarine

Empfohlene Zubereitungsarten:
Frisch als ganze Frucht
In Stücken zu Joghurt oder Quark
Nicht als Saft

Nüsse (allgemein)

Kategorie: Bestens geeignet

Nährwertangaben pro 100 g (Mischung):	
Kohlenhydrate	10 bis 25 g
davon Zucker	2 bis 6 g
Ballaststoffe	6 bis 12 g
Protein	15 bis 25 g
Fett	45 bis 70 g
Energie	550 bis 700 kcal
Glykämischer Index	ca. 10 bis 20
Glykämische Last	sehr niedrig bei kleiner Portion

Wichtige Nährwertinformationen:	
Ungesättigte Fettsäuren	
Magnesium	
Vitamin E	je nach Sorte

Besondere Vorteile:
Sehr geringe Blutzuckerwirkung
Stabilisieren Mahlzeiten
Lange Sättigung

Empfohlene Portionsgrößen:
20 bis 30 g pro Tag

Empfohlene Zubereitungsarten:
Pur und ungesalzen
Gehackt über Salate oder Gemüse
Als Nussmus ohne Zuckerzusatz

Oliven

Kategorie: Bestens geeignet

Nährwertangaben pro 100 g:	
Kohlenhydrate	3,8 g
davon Zucker	0 g
Ballaststoffe	3,3 g
Protein	1,0 g
Fett	15 g
Energie	145 kcal
Glykämischer Index	sehr niedrig
Glykämische Last	vernachlässigbar

Wichtige Nährwertinformationen:
Einfach ungesättigte Fettsäuren
Polyphenole

Besondere Vorteile:
Kein relevanter Blutzuckereffekt
Günstig für Blutfette

Empfohlene Portionsgrößen:
20 bis 30 g

Empfohlene Zubereitungsarten:
Pur
In Salaten
Als Topping

Olivenöl

Kategorie: Bestens geeignet

Nährwertangaben pro 100 g:	
Kohlenhydrate	0 g
davon Zucker	0 g
Ballaststoffe	0 g
Protein	0 g
Fett	100 g
Energie	884 kcal
Glykämischer Index	0
Glykämische Last	0

Wichtige Nährwertinformationen:
Ölsäure
Polyphenole

Besondere Vorteile:
Kein Blutzuckereffekt
Entzündungshemmend
Gute Fettquelle

Empfohlene Portionsgrößen:
5 bis 15 g

Empfohlene Zubereitungsarten:
Für kalte Küche
Schonend zum Garen

Orange

Kategorie: Gut in Maßen

Nährwertangaben pro 100 g:	
Kohlenhydrate	11,8 g
davon Zucker	9,4 g
Ballaststoffe	2,4 g
Protein	0,9 g
Fett	0,1 g
Energie	47 kcal
Glykämischer Index	ca. 40
Glykämische Last	ca. 5

Wichtige Nährwertinformationen:	
Vitamin C	ca. 53 mg
Flavonoide	

Besondere Vorteile:
Moderater Blutzuckeranstieg
Fruchtfleisch besser als Saft

Empfohlene Portionsgrößen:
100 bis 130 g

Empfohlene Zubereitungsarten:
Frisch als ganze Frucht
In Stücken zu Joghurt oder Quark

Oregano

Kategorie: Bestens geeignet

Nährwertangaben pro 100 g:	
Kohlenhydrate	69 g
davon Zucker	4 g
Ballaststoffe	43 g
Protein	9 g
Fett	4 g
Energie	265 kcal
Glykämischer Index	sehr niedrig in Gewürzmengen
Glykämische Last	vernachlässigbar

Wichtige Nährwertinformationen:
Ätherische Öle
Antioxidative Pflanzenstoffe

Besondere Vorteile:
Kein relevanter Blutzuckereffekt
Unterstützt Verdauung

Empfohlene Portionsgrößen:
0,5 bis 2 g

Empfohlene Zubereitungsarten:
Getrocknet als Gewürz
In Tomaten und Gemüsegerichten

Paprika

Kategorie: Bestens geeignet

Nährwertangaben pro 100 g:	
Kohlenhydrate	6,0 g
davon Zucker	4,2 g
Ballaststoffe	2,1 g
Protein	1,0 g
Fett	0,3 g
Energie	31 kcal
Glykämischer Index	ca. 15
Glykämische Last	ca. 1

Wichtige Nährwertinformationen:	
Vitamin C	sehr hoch
Carotinoide	

Besondere Vorteile:
Sehr geringer Blutzuckereffekt
Hohe Nährstoffdichte

Empfohlene Portionsgrößen:
150 bis 250 g

Empfohlene Zubereitungsarten:
Roh
Gedünstet
Ofengeröstet

Pfifferlinge

Kategorie: Bestens geeignet

Nährwertangaben pro 100 g:	
Kohlenhydrate	6,3 g
davon Zucker	1,5 g
Ballaststoffe	2,6 g
Protein	1,5 g
Fett	0,5 g
Energie	38 kcal
Glykämischer Index	sehr niedrig
Glykämische Last	ca. 1

Wichtige Nährwertinformationen:	
Vitamin D	Spuren
Kalium	

Besondere Vorteile:
Sehr kalorienarm
Blutzuckerneutral

Empfohlene Portionsgrößen:
150 bis 250 g

Empfohlene Zubereitungsarten:
Gedünstet
Kurz gebraten mit wenig Fett

Pistazien

Kategorie: Bestens geeignet

Nährwertangaben pro 100 g:	
Kohlenhydrate	28 g
davon Zucker	7,7 g
Ballaststoffe	10 g
Protein	20 g
Fett	45 g
Energie	560 kcal
Glykämischer Index	ca. 15
Glykämische Last	ca. 2 bei kleiner Portion

Wichtige Nährwertinformationen:

Kalium

Vitamin B6

Besondere Vorteile:

Sehr gute Sättigung

Geringe Blutzuckerwirkung

Empfohlene Portionsgrößen:

20 bis 30 g

Empfohlene Zubereitungsarten:

Ungesalzen pur

Als Topping für Salate

Putenbrust

Kategorie: Bestens geeignet

Nährwertangaben pro 100 g:	
Kohlenhydrate	0 g
davon Zucker	0 g
Ballaststoffe	0 g
Protein	24 g
Fett	1,0 g
Energie	105 kcal
Glykämischer Index	0
Glykämische Last	0

Wichtige Nährwertinformationen:
Vitamin B12
Selen
Sehr niedriger Fettgehalt

Besondere Vorteile:
Kein Einfluss auf den Blutzucker
Sehr gut sättigend
Gut geeignet für Gewichtsmanagement

Empfohlene Portionsgrößen:
120 bis 180 g

Empfohlene Zubereitungsarten:
Gedünstet
Gegrillt
Im Ofen
Nicht verarbeitet als Aufschnitt

Quark Magerstufe

Kategorie: Bestens geeignet

Nährwertangaben pro 100 g:	
Kohlenhydrate	4,0 g
davon Zucker	4,0 g
Ballaststoffe	0 g
Protein	12 g
Fett	0,3 g
Energie	67 kcal
Glykämischer Index	ca. 30
Glykämische Last	ca. 1

Wichtige Nährwertinformationen:	
Kalzium	ca. 90 mg
Sehr hoher Proteinanteil	

Besondere Vorteile:
Sehr sättigend
Geringe Blutzuckerwirkung

Empfohlene Portionsgrößen:
150 bis 250 g

Empfohlene Zubereitungsarten:
Pur
Mit Beeren und Nüssen
Als Dip oder Basis für Saucen

Quark Vollfett

Kategorie: Gut in Maßen

Nährwertangaben pro 100 g:	
Kohlenhydrate	3,5 g
davon Zucker	3,5 g
Ballaststoffe	0 g
Protein	9 g
Fett	10 g
Energie	130 kcal
Glykämischer Index	ca. 30
Glykämische Last	ca. 1

Wichtige Nährwertinformationen:
Kalzium
Fettlösliche Vitamine

Besondere Vorteile:
Sättigend
Fett verlangsamt Zuckeraufnahme

Empfohlene Portionsgrößen:
100 bis 150 g

Empfohlene Zubereitungsarten:
Pur
Mit Nüssen oder Samen

Quinoa

Kategorie: Gut in Maßen

Nährwertangaben pro 100 g gekocht:	
Kohlenhydrate	21 g
davon Zucker	0,9 g
Ballaststoffe	2,8 g
Protein	4,4 g
Fett	1,9 g
Energie	120 kcal
Glykämischer Index	ca. 50
Glykämische Last	ca. 10

Wichtige Nährwertinformationen:
Alle essenziellen Aminosäuren
Magnesium

Besondere Vorteile:
Besser als Weißreis
Gut kombinierbar mit Gemüse und Eiweiß

Empfohlene Portionsgrößen:
120 bis 180 g gekocht

Empfohlene Zubereitungsarten:
Gekocht als Beilage
In Bowls oder Salaten

Radieschen

Kategorie: Bestens geeignet

Nährwertangaben pro 100 g:	
Kohlenhydrate	3,4 g
davon Zucker	1,9 g
Ballaststoffe	1,6 g
Protein	0,7 g
Fett	0,1 g
Energie	16 kcal
Glykämischer Index	ca. 15
Glykämische Last	ca. 1

Wichtige Nährwertinformationen:
Vitamin C
Senföle

Besondere Vorteile:
Sehr geringer Blutzuckereffekt
Fördert Verdauung

Empfohlene Portionsgrößen:
100 bis 200 g

Empfohlene Zubereitungsarten:
Roh
Als Salat
Kurz angebraten

Rapsöl

Kategorie: Bestens geeignet

Nährwertangaben pro 100 g:	
Kohlenhydrate	0 g
davon Zucker	0 g
Ballaststoffe	0 g
Protein	0 g
Fett	100 g
Energie	884 kcal
Glykämischer Index	0
Glykämische Last	0

Wichtige Nährwertinformationen:
Omega 3 Fettsäuren
Günstiges Fettsäureprofil

Besondere Vorteile:
Kein Blutzuckereffekt
Gut zum Kochen geeignet

Empfohlene Portionsgrößen:
5 bis 15 g

Empfohlene Zubereitungsarten:
Zum Braten
Für Dressings

Reis Vollkorn gekocht

Kategorie: Gut in Maßen

Nährwertangaben pro 100 g gekocht:	
Kohlenhydrate	23 g
davon Zucker	0,4 g
Ballaststoffe	1,8 g
Protein	2,6 g
Fett	0,9 g
Energie	111 kcal
Glykämischer Index	ca. 50
Glykämische Last	ca. 12

Wichtige Nährwertinformationen:

- B Vitamine
- Magnesium

Besondere Vorteile:

- Besser als weißer Reis
- Gut kombinierbar mit Gemüse und Eiweiß

Empfohlene Portionsgrößen:

- 120 bis 180 g

Empfohlene Zubereitungsarten:

- Gekocht
- Als Beilage
- In Pfannengerichten

Rosmarin

Kategorie: Bestens geeignet

Nährwertangaben pro 100 g:	
Kohlenhydrate	64 g
davon Zucker	0 g
Ballaststoffe	42 g
Protein	5 g
Fett	15 g
Energie	330 kcal
Glykämischer Index	sehr niedrig in Gewürzmengen
Glykämische Last	vernachlässigbar

Wichtige Nährwertinformationen:
Ätherische Öle
Antioxidative Pflanzenstoffe

Besondere Vorteile:
Kein relevanter Blutzuckereffekt
Unterstützt Verdauung

Empfohlene Portionsgrößen:
0,5 bis 2 g

Empfohlene Zubereitungsarten:
Getrocknet als Gewürz
Frisch zu Gemüse und Fisch

Rote Bete

Kategorie: Gut in Maßen

Nährwertangaben pro 100 g:	
Kohlenhydrate	9,6 g
davon Zucker	6,8 g
Ballaststoffe	2,8 g
Protein	1,6 g
Fett	0,2 g
Energie	43 kcal
Glykämischer Index	ca. 60
Glykämische Last	ca. 6

Wichtige Nährwertinformationen:
Folat
Nitrat

Besondere Vorteile:
Durchblutungsfördernd
In kleinen Mengen gut verträglich

Empfohlene Portionsgrößen:
80 bis 120 g

Empfohlene Zubereitungsarten:
Gekocht
Gedünstet
Als Salat ohne Zuckerzusatz

Rucola

Kategorie: Bestens geeignet

Nährwertangaben pro 100 g:	
Kohlenhydrate	3,7 g
davon Zucker	2,1 g
Ballaststoffe	1,6 g
Protein	2,6 g
Fett	0,7 g
Energie	25 kcal
Glykämischer Index	ca. 15
Glykämische Last	ca. 1

Wichtige Nährwertinformationen:
Bitterstoffe
Vitamin K

Besondere Vorteile:
Sehr blutzuckerfreundlich
Fördert Sättigung

Empfohlene Portionsgrößen:
50 bis 100 g

Empfohlene Zubereitungsarten:
Roh
Als Salat
Zu Fleisch oder Fisch

Sardinen

Kategorie: Bestens geeignet

Nährwertangaben pro 100 g:	
Kohlenhydrate	0 g
davon Zucker	0 g
Ballaststoffe	0 g
Protein	25 g
Fett	11 g
Energie	208 kcal
Glykämischer Index	0
Glykämische Last	0

Wichtige Nährwertinformationen:
Omega 3 Fettsäuren
Vitamin D
Kalzium bei Verzehr mit Gräten

Besondere Vorteile:
Kein Blutzuckereffekt
Sehr nährstoffreich

Empfohlene Portionsgrößen:
100 bis 150 g

Empfohlene Zubereitungsarten:
Gegrillt
Gedünstet
In Öl oder Wasser konserviert ohne Zucker

Sauerkraut

Kategorie: Bestens geeignet

Nährwertangaben pro 100 g:	
Kohlenhydrate	4,3 g
davon Zucker	1,8 g
Ballaststoffe	2,9 g
Protein	1,3 g
Fett	0,1 g
Energie	19 kcal
Glykämischer Index	ca. 15
Glykämische Last	ca. 1

Wichtige Nährwertinformationen:
Milchsäurebakterien
Vitamin C

Besondere Vorteile:
Sehr blutzuckerfreundlich
Unterstützt Darmflora

Empfohlene Portionsgrößen:
100 bis 200 g

Empfohlene Zubereitungsarten:
Roh fermentiert
Schonend erwärmt

Sellerie Staudensellerie

Kategorie: Bestens geeignet

Nährwertangaben pro 100 g:	
Kohlenhydrate	3,0 g
davon Zucker	1,3 g
Ballaststoffe	1,6 g
Protein	0,7 g
Fett	0,2 g
Energie	16 kcal
Glykämischer Index	ca. 15
Glykämische Last	ca. 1

Wichtige Nährwertinformationen:
Kalium
Phthalide

Besondere Vorteile:
Sehr kalorienarm
Kein relevanter Blutzuckereffekt

Empfohlene Portionsgrößen:
150 bis 300 g

Empfohlene Zubereitungsarten:
Roh
Gedünstet
In Suppen

Sesam

Kategorie: Bestens geeignet

Nährwertangaben pro 100 g:	
Kohlenhydrate	23 g
davon Zucker	0,3 g
Ballaststoffe	12 g
Protein	18 g
Fett	50 g
Energie	573 kcal
Glykämischer Index	ca. 15
Glykämische Last	ca. 2 bei kleiner Portion

Wichtige Nährwertinformationen:	
Kalzium	ca. 975 mg
Magnesium	ca. 351 mg

Besondere Vorteile:
Sehr blutzuckerfreundlich
Mineralstoffreich
Lange Sättigung

Empfohlene Portionsgrößen:
10 bis 20 g

Empfohlene Zubereitungsarten:
Als Topping
In Tahini ohne Zucker
Geröstet in kleinen Mengen

Spinat

Kategorie: Bestens geeignet

Nährwertangaben pro 100 g:	
Kohlenhydrate	3,6 g
davon Zucker	0,4 g
Ballaststoffe	2,2 g
Protein	2,9 g
Fett	0,4 g
Energie	23 kcal
Glykämischer Index	ca. 15
Glykämische Last	ca. 1

Wichtige Nährwertinformationen:
Folat
Magnesium
Carotinoide

Besondere Vorteile:
Sehr geringer Blutzuckereffekt
Nährstoffreich
Gut sättigend

Empfohlene Portionsgrößen:
150 bis 300 g

Empfohlene Zubereitungsarten:
Roh
Gedünstet
Als Beilage oder Pfannengericht

Stevia

Kategorie: Bestens geeignet

Nährwertangaben pro 100 g:	
Kohlenhydrate	0 g
davon Zucker	0 g
Ballaststoffe	0 g
Protein	0 g
Fett	0 g
Energie	0 kcal
Glykämischer Index	0
Glykämische Last	0

Wichtige Nährwertinformationen:
Steviolglykoside

Besondere Vorteile:
Kein Blutzuckereffekt
Zuckerersatz ohne Kalorien

Empfohlene Portionsgrößen:
Nach Herstellerangabe sehr geringe Menge

Empfohlene Zubereitungsarten:
Zum Süßen von Getränken
In Joghurt oder Quark

Thunfisch

Kategorie: Bestens geeignet

Nährwertangaben pro 100 g:	
Kohlenhydrate	0 g
davon Zucker	0 g
Ballaststoffe	0 g
Protein	24 g
Fett	1 g
Energie	110 kcal
Glykämischer Index	0
Glykämische Last	0

Wichtige Nährwertinformationen:
Selen
Vitamin B12
Quecksilber je nach Herkunft beachten

Besondere Vorteile:
Kein Blutzuckereffekt
Sehr proteinreich

Empfohlene Portionsgrößen:
120 bis 160 g

Empfohlene Zubereitungsarten:
Gedünstet
Gegrillt
Aus der Dose in Wasser

Tofu natur

Kategorie: Bestens geeignet

Nährwertangaben pro 100 g:	
Kohlenhydrate	1,9 g
davon Zucker	0,6 g
Ballaststoffe	1,2 g
Protein	12 g
Fett	6 g
Energie	120 kcal
Glykämischer Index	ca. 15
Glykämische Last	ca. 1

Wichtige Nährwertinformationen:
Isoflavone
Kalzium je nach Herstellungsart

Besondere Vorteile:
Sehr blutzuckerfreundlich
Gute pflanzliche Proteinquelle

Empfohlene Portionsgrößen:
120 bis 180 g

Empfohlene Zubereitungsarten:
Gebraten mit wenig Öl
Gedünstet
Mariniert ohne Zucker

Tomate

Kategorie: Bestens geeignet

Nährwertangaben pro 100 g:	
Kohlenhydrate	3,9 g
davon Zucker	2,6 g
Ballaststoffe	1,2 g
Protein	0,9 g
Fett	0,2 g
Energie	18 kcal
Glykämischer Index	ca. 15
Glykämische Last	ca. 1

Wichtige Nährwertinformationen:
Lycopin
Vitamin C

Besondere Vorteile:
Sehr geringer Blutzuckereffekt
Gut kombinierbar

Empfohlene Portionsgrößen:
150 bis 300 g

Empfohlene Zubereitungsarten:
Roh
Gekocht
Als Sauce ohne Zucker

Walnüsse

Kategorie: Bestens geeignet

Nährwertangaben pro 100 g:	
Kohlenhydrate	14 g
davon Zucker	2,6 g
Ballaststoffe	6,7 g
Protein	15 g
Fett	65 g
Energie	654 kcal
Glykämischer Index	ca. 15
Glykämische Last	ca. 1 bis 2 bei kleiner Portion

Wichtige Nährwertinformationen:	
Omega 3 Fettsäuren	hoch
Magnesium	ca. 158 mg

Besondere Vorteile:
Sehr geringe Blutzuckerwirkung
Entzündungshemmend
Sehr lange Sättigung

Empfohlene Portionsgrößen:
20 bis 30 g

Empfohlene Zubereitungsarten:
Pur
Gehackt als Topping
In Salaten

Wassermelone

Kategorie: Gut in Maßen

Nährwertangaben pro 100 g:	
Kohlenhydrate	7,6 g
davon Zucker	6,2 g
Ballaststoffe	0,4 g
Protein	0,6 g
Fett	0,2 g
Energie	30 kcal
Glykämischer Index	ca. 70
Glykämische Last	ca. 4

Wichtige Nährwertinformationen:
Sehr hoher Wassergehalt
Lycopin

Besondere Vorteile:
Erfrischend
In kleinen Portionen vertretbar

Empfohlene Portionsgrößen:
100 bis 150 g

Empfohlene Zubereitungsarten:
Frisch
Gut gekühlt
Nicht püriert

Weichkäse natur

Kategorie: Gut in Maßen

Nährwertangaben pro 100 g:	
Kohlenhydrate	0,5 bis 1,0 g
davon Zucker	0,5 g
Ballaststoffe	0 g
Protein	18 bis 21 g
Fett	20 bis 28 g
Energie	280 bis 340 kcal
Glykämischer Index	0
Glykämische Last	0

Wichtige Nährwertinformationen:
Kalzium
Salzgehalt je nach Sorte

Besondere Vorteile:
Kein Blutzuckereffekt
Sehr sättigend

Empfohlene Portionsgrößen:
20 bis 30 g

Empfohlene Zubereitungsarten:
Pur
Zu Salaten
In kleinen Mengen warm

Weizenvollkornnudeln gekocht

Kategorie: Gut in Maßen

Nährwertangaben pro 100 g gekocht:	
Kohlenhydrate	27 g
davon Zucker	0,6 g
Ballaststoffe	4,0 g
Protein	5,0 g
Fett	1,1 g
Energie	135 kcal
Glykämischer Index	ca. 45
Glykämische Last	ca. 12

Wichtige Nährwertinformationen:

Mehr Ballaststoffe als weiße Pasta

Besondere Vorteile:

Besser als helle Teigwaren

Gut kombinierbar mit Gemüse und Eiweiß

Empfohlene Portionsgrößen:

120 bis 150 g gekocht

Empfohlene Zubereitungsarten:

Al dente gekocht

Mit Gemüse und Protein kombiniert

Weizenkleie

Kategorie: Bestens geeignet

Nährwertangaben pro 100 g:	
Kohlenhydrate	21 g
davon Zucker	0,4 g
Ballaststoffe	43 g
Protein	16 g
Fett	4 g
Energie	216 kcal
Glykämischer Index	sehr niedrig
Glykämische Last	sehr niedrig

Wichtige Nährwertinformationen:
Sehr ballaststoffreich
Magnesium

Besondere Vorteile:
Starke Blutzuckerstabilisierung
Fördert Darmgesundheit

Empfohlene Portionsgrößen:
10 bis 20 g

Empfohlene Zubereitungsarten:
In Joghurt oder Quark
Über Müsli ohne Zucker

Weißkohl

Kategorie: Bestens geeignet

Nährwertangaben pro 100 g:	
Kohlenhydrate	5,8 g
davon Zucker	3,2 g
Ballaststoffe	2,5 g
Protein	1,3 g
Fett	0,1 g
Energie	25 kcal
Glykämischer Index	ca. 15
Glykämische Last	ca. 1

Wichtige Nährwertinformationen:	
Vitamin C	ca. 36 mg
Glucosinolate	

Besondere Vorteile:
Sehr blutzuckerfreundlich
Gut sättigend
Fermentiert besonders günstig

Empfohlene Portionsgrößen:
150 bis 300 g

Empfohlene Zubereitungsarten:
Roh
Gedünstet
Fermentiert

Wildlachs

Kategorie: Bestens geeignet

Nährwertangaben pro 100 g:	
Kohlenhydrate	0 g
davon Zucker	0 g
Ballaststoffe	0 g
Protein	20 g
Fett	11 g
Energie	200 kcal
Glykämischer Index	0
Glykämische Last	0

Wichtige Nährwertinformationen:	
Omega 3 Fettsäuren	hoch
Vitamin	D

Besondere Vorteile:
Kein Blutzuckereffekt
Entzündungshemmend

Empfohlene Portionsgrößen:
120 bis 180 g

Empfohlene Zubereitungsarten:
Gedünstet
Gegrillt
Im Ofen
In Joghurt oder Quark

Zander

Kategorie: Bestens geeignet

Nährwertangaben pro 100 g:	
Kohlenhydrate	0 g
davon Zucker	0 g
Ballaststoffe	0 g
Protein	19 g
Fett	1,0 g
Energie	84 kcal
Glykämischer Index	0
Glykämische Last	0

Wichtige Nährwertinformationen:
Jod
Selen

Besondere Vorteile:
Kein Blutzuckereffekt
Sehr mageres Protein

Empfohlene Portionsgrößen:
150 bis 200 g

Empfohlene Zubereitungsarten:
Gedünstet
Gegrillt
Im Ofen

Zimt

Kategorie: Bestens geeignet

Nährwertangaben pro 100 g:	
Kohlenhydrate	81 g
davon Zucker	2,2 g
Ballaststoffe	53 g
Protein	4 g
Fett	1,2 g
Energie	247 kcal
Glykämischer Index	sehr niedrig in Gewürzmengen
Glykämische Last	vernachlässigbar

Wichtige Nährwertinformationen:
Cinnamaldehyd
Polyphenole

Besondere Vorteile:
Kann Blutzuckerreaktionen leicht verbessern
Aromatisiert ohne Zucker

Empfohlene Portionsgrößen:
0,5 bis 2 g
Ceylon Zimt bevorzugen

Empfohlene Zubereitungsarten:
Als Gewürz
In Joghurt oder Quark
In Getränken

Zucchini

Kategorie: Bestens geeignet

Nährwertangaben pro 100 g:	
Kohlenhydrate	3,1 g
davon Zucker	2,5 g
Ballaststoffe	1,1 g
Protein	1,2 g
Fett	0,3 g
Energie	17 kcal
Glykämischer Index	ca. 15
Glykämische Last	ca. 1

Wichtige Nährwertinformationen:	
Kalium	ca. 260 mg
	Vitamin C

Besondere Vorteile:
Sehr blutzuckerfreundlich
Kalorienarm
Vielseitig einsetzbar

Empfohlene Portionsgrößen:
200 bis 300 g

Empfohlene Zubereitungsarten:
Gedünstet
Gegrillt
Als Zoodles

Zwiebel

Kategorie: Gut in Maßen

Nährwertangaben pro 100 g:	
Kohlenhydrate	9,3 g
davon Zucker	4,2 g
Ballaststoffe	1,7 g
Protein	1,1 g
Fett	0,1 g
Energie	40 kcal
Glykämischer Index	ca. 10
Glykämische Last	ca. 1 bis 2

Wichtige Nährwertinformationen:
Quercetin
Schwefelverbindungen

Besondere Vorteile:
Geringe Blutzuckerwirkung in moderaten Mengen
Unterstützt Verdauung

Empfohlene Portionsgrößen:
50 bis 80 g

Empfohlene Zubereitungsarten:
Roh
Gedünstet
Schonend gebraten

Zu vermeiden oder stark zu minimieren bei Diabetes Typ 2

Zucker, Traubenzucker, Honig, Sirup
Gezuckerte Getränke, Fruchtsäfte, Softdrinks
Weißmehlprodukte wie Weißbrot, Toast, helle Teigwaren, Gebäck
Süßigkeiten, Schokolade mit Zucker, Kekse, Riegel
Stark verarbeitete Snacks wie Chips, Cracker
Wurst, Schinken, Salami, panierte Fleischprodukte
Gezuckerte Milchprodukte wie Fruchtjoghurt, Desserts
Trockenfrüchte wie Rosinen, Datteln, Feigen
Fertigsaucen, Ketchup, gezuckerte Dressings
Alkohol, insbesondere Bier, Liköre, süße Cocktails

Merksatz:

Je süßer, weißer und stärker verarbeitet ein Lebensmittel ist, desto ungünstiger ist es für den Blutzucker.

7-Tage-Menüplan kurz

Tag 1

Frühstück: Magerquark mit Himbeeren und Leinsamen
Mittag: Hähnchenbrust mit Brokkoli und Olivenöl
Abend: Gemischter Salat mit Feta und Walnüssen

Tag 2

Frühstück: Naturjoghurt mit Chiasamen und Blaubeeren
Mittag: Lachs mit Zucchini und Fenchel
Abend: Omelett mit Spinat und Tomaten

Tag 3

Frühstück: Rührei mit Avocado
Mittag: Linsensalat mit Paprika und Rucola
Abend: Hüttenkäse mit Gurke und Oliven

Tag 4

Frühstück: Quark mit Zimt und Mandeln
Mittag: Putenbrust mit Blumenkohl
Abend: Gemüsepfanne mit Tofu

Tag 5

Frühstück: Naturjoghurt mit Walnüssen
Mittag: Forelle mit grünem Salat
Abend: Tomaten Mozzarella mit Olivenöl

Tag 6

Frühstück: Ei mit Avocado und Gemüse
Mittag: Quinoa mit Brokkoli und Hähnchen
Abend: Kräuterquark mit Rohkost

Tag 7

Frühstück: Quark mit Beeren
Mittag: Sardinen mit Zucchini
Abend: Großer Salat mit Ei und Nüssen

Schlusswort

Diabetes Typ 2 ist in hohem Maß durch Ernährung beeinflussbar. Die bewusste Auswahl von Lebensmitteln, eine angemessene Portionsgröße und eine einfache, regelmäßige Zubereitung können entscheidend dazu beitragen, den Blutzucker zu stabilisieren und das allgemeine Wohlbefinden zu verbessern.

Dieses Buch soll Orientierung geben, nicht einschränken. Kleine, konsequente Veränderungen im Alltag wirken oft nachhaltiger als kurzfristige Diäten. Wer seine Ernährung versteht und anpasst, gewinnt langfristig mehr Kontrolle, Sicherheit und Lebensqualität.

Eine ausgewogene, genussvolle Ernährung ist auch mit Diabetes Typ 2 möglich.